SUR GRIN VOS CONNAISSANCES SE FONT PAYER

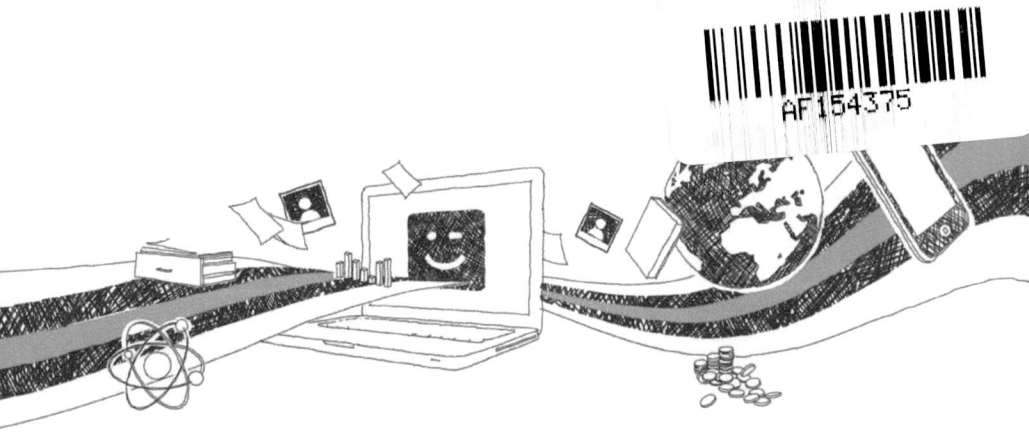

AF154375

- Nous publions vos devoirs
  et votre thèse de bachelor et master

- Votre propre eBook et livre –
  dans tous les magasins principaux du monde

- Gagnez sur chaque vente

Téléchargez maintentant sur www.GRIN.com
et publiez gratuitement

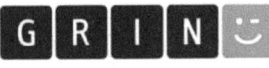

Wolfgang Klemann, Bernt-Dieter Huismans

Etude rétrospective sur la maladie de Lyme

GRIN Publishing

Bibliographic information published by the German National Library:

The German National Library lists this publication in the National Bibliography; detailed bibliographic data are available on the Internet at http://dnb.dnb.de .

Imprint:

Copyright © 2014 GRIN Verlag GmbH
Print and binding: Books on Demand GmbH, Norderstedt Germany
ISBN: 978-3-656-73283-9

This book at GRIN:

http://www.grin.com/fr/e-book/279155/etude-retrospective-sur-la-maladie-de-lyme

GRIN - Your knowledge has value

Since its foundation in 1998, GRIN has specialized in publishing academic texts by students, college teachers and other academics as e-book and printed book. The website www.grin.com is an ideal platform for presenting term papers, final papers, scientific essays, dissertations and specialist books.

Visit us on the internet:

http://www.grin.com/

http://www.facebook.com/grincom

http://www.twitter.com/grin_com

Etude rétrospective concernant 105 patients chez lesquels l'agent pathogène de la maladie de Lyme a été mis en évidence directe, le plus souvent par la méthode PCR

Dr. med. Wolfgang Klemann

Médecin spécialiste en médecine interne

Cette étude a été réalisée avec la participation du

Dr. med. Bernt-Dieter Huismans

Médecin spécialiste en médecine interne

12.08.2014

Résumé

L'objet de cette étude concerne 105 patients, souffrant de symptômes cliniques de la maladie de Lyme, lesquels se sont présentés à notre cabinet médical de 1998 à 2008.

Ce qui est intéressant dans cette étude, c'est que ces 105 patients avaient préalablement subi un traitement par antibiotiques de plusieurs semaines avant de me consulter et, malgré ces traitements initiaux, nous avons pu prouver qu'ils étaient encore porteurs de l'agent pathogène de la borréliose. A noter que 90 de ces patients ont été traités dans mon cabinet.

Pour mettre le microbe en présence directe, nous avons utilisé trois méthodes différentes de recherche, en prélevant des biopsies soit sur l'érythème de la peau, soit sur des plaques acrodermatiques ou sur des liquides séreux provenant de ponctions articulaires.

La première méthode:
> Recherche de l'ADN par la méthode PCR (réaction en chaîne par polymérase).

La deuxième méthode:
> Culture en laboratoire (avec pour but de déceler l'agent pathogène).

et la troisième méthode:
> Histologie faite par la méthode de l'immunofluorescence microscopique.

En plus de ces trois méthodes directes, nous avons fait faire en pathologie des analyses de tissus prélevés, en vue de mettre en évidence histologiquement un érythème migrant ou une acrodermatite atrophicante.

Evidement chaque patient a été soumis parallèlement à une analyse sérologique en vue de détecter des anticorps contre la borréliose.

A noter que des études comparable ont été faites par Chmielewski et al (6) et Phillips et al (45) – se référer à la publication en annexe.

Cette étude rétrospective prend en compte:
- La symptomatologie du patient,
- les résultats de laboratoire (méthodes directes et sérologiques)
- les médicaments antibiotiques administrés,
- la durée du traitment,
- et enfin, le bilan de santé.

En ce qui concerne la thérapie de la borréliose, il n'y a actuellement toujours pas de schémas standardisés satisfaisants (voire "thérapie" page 7).

L'objet de cette étude a eu pour but d'examiner l'effet des cycles répétés de thérapies par antibiotiques, sur des patients déjà traités préalablement.

Les patients faisant partie de cette étude étaient atteints de borréliose au moins depuis une année, au maximum depuis quarante ans, ce qui donne une durée moyenne de maladie de neuf ans et demi.

I

Contenu

Liste des illustrations

Liste des tableaux

Durée de la maladie avant la première consultation

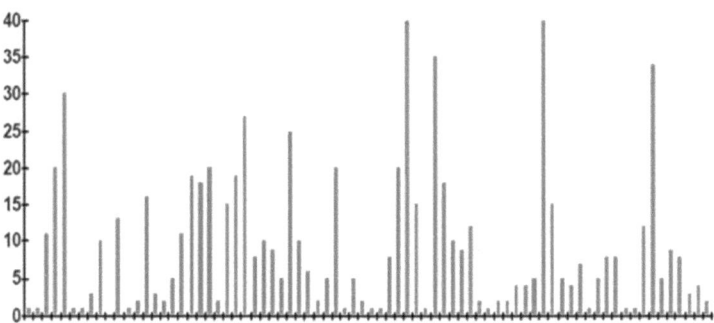

Figure 1: Années de durée de la maladie de 76 patients dont on a pu faire une anamnèse correcte, avant le début d'un traitement par antibiotiques adapté à l'état clinique.

Avant de commencer un traitement nous avons fait faire la recherche de l'agent pathogène en laboratoire par une ou plusieurs des méthodes pré - cités.

Symptomatologie

Voici une liste non exaustive des symptomes principaux que les 105 patients présentaient:

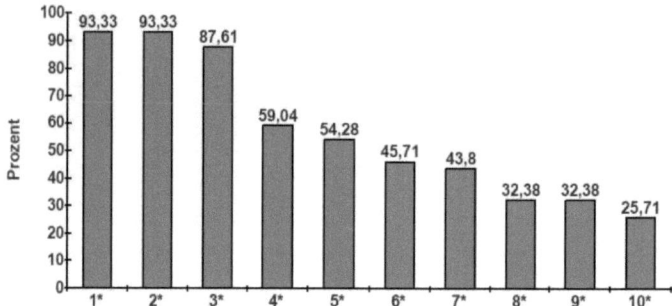

Figure 2: Schéma démonstrant la fréquence des divers symptomes.

1* symptomes squeletto-musculaires, 2* neurologiques, même psychiatriques, 3* fatigues, 4* troubles gastro-intestinaux, 5* problèmes ophtalmologiques, 6* problèmes cardiaques, 7* érythème migrant, 8* morphéa ou acrodermatite chronique atrophicante, 9* hypertension artérielle, 10* dysfonction thyroidienne

- Plus de 90% des patients souffraient de symptomes squeletto-musculaires et neurologiques (très souvent maux de tête et torpeur)

- quasi 90% d'entre eux étaient fatigués

- 60% avaient des troubles gastro-intestinaux

- 54% se plaignaient de problèmes ophtalmologiques (en majorité des épisclérites)

- 45% souffraient de problèmes cardiaques

- seulement 44% d'entre eux se souvenaient d' avoir eu un érythème migrant

- 32 % avaient une morphéa ou une acrodermatite chronique atrophicante

- également 32% avaient dévelopé une hypertension artérielle

- 26% souffraient de dysfonction thyroidienne (le plus souvent sous la forme de thyroidite autoimmunologique)

- et enfin 19% d'entre eux avaient une augmentation des enzymes du foie.

Examens sérologiques

Bien que les 105 patients aient une pathogénité prouvée, nous ne détectons des anticorps contre la maladie de Lyme que chez 55 % d'entre eux.

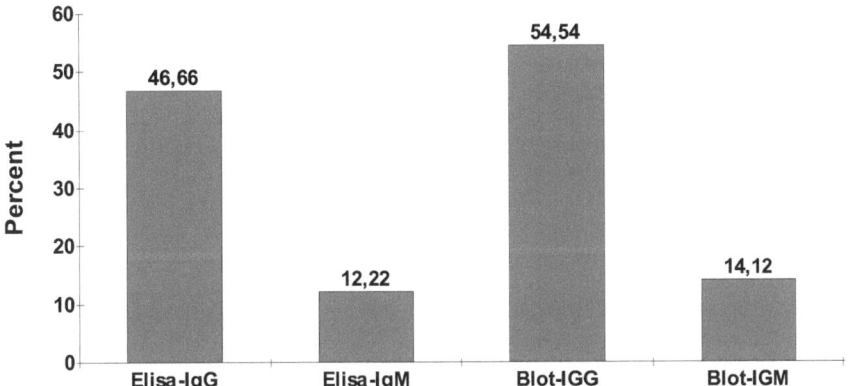

Figure 3: Résultats sérologiques

Ce graphique montre que le test westernblot est plus sensible que le test ELISA. Pour cette raison, il est important de demander aussi le westernblot lorsqu'on fait faire une sérologie.

On remarque que les immunoglobulines G sont plus souvent présentes que les immunoglobulines M, ce qui ne paraît pas logique, vu que les patients étaient dans un état de maladie active. C'est une des raisons pour laquelle, ces patients ont souvent des difficultés à être reconnus comme tels.

Dans notre étude, on ne trouve des anticorps que dans 55% des cas: c'est à dire que 45% des patients étaient séronégatifs.

On trouve des résultats similaires dans de multiples publications [8, 9, 15, 16].

Il est important de rappeler que cette étude a été faite rétrospectivement et que la systématique nécessaire à une étude prospective n'a évidemment pu être réalisée.

- Pour la totalité des 105 patients sus-cités, il y a eu une recherche préliminaire de l'ADN par la méthode PCR,

- pour 16 d'entre eux, une culture en laboratoire,

- et pour 10 patients seulement, une immunofluorescence testée par la technique "focus floating".

La méthode par immunofluorescence consiste à mettre des anticorps spécifiques fluorescents sur une coupe histologique, ce qui permet dans le meilleur des cas de visualiser directement les spirochètes.

Cette méthode est proposée depuis 2007 par le Professeur Zelger à la clinique dermatologique d' Innsbruck.

Sur le schema suivant, on peut voir les résultats de 10 patients ayant été testés par chacune des méthodes sus-citées.

On peut comparer les résultats de l'immunofluorescence microscopique (FFM) avec les résultats des autres méthodes.

Comparaison des résultats avec les résultats des autres méthodes

Patienten	FFM	Serologie	PCR	Histologie	Kultur
Ho.Jo.	positiv	pp	negativ	positiv	negativ
We.Al.	negativ	pp	negativ	negativ	positiv
Gr.Ka.	positiv	pp	positiv	positiv	nicht veranl
Pi.Ha.	positiv	pp	negativ	positiv	negativ
St.Ro.	negativ	pp	positiv	positiv	negativ
Su.Pe.	positiv	pp	negativ	positiv	negativ
Na.Di.	negativ	pp	positiv	positiv	negativ
Be.Fo.	positiv	pp	negativ	negativ	negativ
Lu.An.	positiv	pp	negativ	positiv	negativ
Sc.He.	negativ	pp	positiv	positiv	negativ

pp = partiell positiv   8

Tableau 1: Comparaison des résultats de l'immunofluorescence microscopique (FFM) avec les résultats des autres méthodes

En regardant ce tableau, on remarque que chaque patient présente un résultat sérologique partiellement positif (pp); donc il est clair que les résultats sérologiques n'offrent pas de critères sûrs pour permettre de poser un diagnostic.

Il est intéressant aussi de constater que pour le deuxième patient de la liste, il n'y a que la culture qui est positive, les autres tests sont restés negatifs. Dans ce cas il s'agissait d'un jeune patient, agé de sept ans, qui souffrait déjà depuis 5 ans de sclérose dermatique aux mains et aux pieds avec des douleurs à type de brûlures.

Il faut aussi noter que le test de l'ADN donne une information sur l'agent pathogène, sans différencier entre un agent encore actif ou déjà détruit.

Malgré cela, la recherche de l'ADN est la méthode la plus sensitive et devrait être utilisée lorsque le patient présente des manifestations cutanées.

Voici la liste des tests offrant la possibilité d'assurer le diagnostic présumé de la maladie de Lyme:

     - Tout d'abord la sérologie,

     - puis, la recherche de l'ADN, en cas de manifestations cutanées,

- viennent ensuite le test par immunofluoresence,

- une recherche histologique en pathologie,

- et enfin la recherche de l'agent pathogène par une culture.

Etant donné que ces tests ont une sensitivité plutôt faible et qu'ils ne permettent souvent pas de poser un diagnostic avec certitude, l'anamnèse et la symptomatologie gardent une importance primordiale, avant de décider d'engager une théapie.

C'est certainement un avantage pour l'histoire de la maladie du patient, lorsqu'on réussit à détecter le spirochète par une des méthodes sus-citées.

(Etudes comparables faites par P. Coulter et al. u. CL. Mouritsen et al. [12,13]).

Thérapie

Nous avons pratiqué une approche thérapeutique individuelle autant pour le choix des antibiotiques que pour la durée du traitement.

Les traitements ont eu une durée d'au minimum 6 mois et ont pu se prolonger, selon l'état du patient, jusqu'à plusieurs années et, ceci tout en faisant des cycles d'environ 4 semaines.

Lorsque les résultats thérapeutiques n'étaient pas convaincants, nous avons procédé à des investigations supplémentaires pour déceler des co-infections éventuelles.

Cette approche correspond aux recommandations publiées par ILADS en 2004 dans *"Evidence-based guidelines for the management of Lyme disease"* [4].

Nos stratégies thérapeutiques ont été:

soit une thérapie intensive pour une période déterminée,

ou alors une thérapie de séquences par répétition d'un cycle une ou plusieurs fois.

Les schémas thérapeutiques n'ont pas été appliqués d'une manière rigide, car ils ont dû être souvent réadaptés selon l'état du patient.

Au début du traitement, dans la pluspart des cas les malades notaient une amplification de leurs symptomes. Nous avons interprété ces manifestations comme étant une réaction d'Herxheimer.

Il a fallu souvent traiter le patient plusieurs mois avant d'obtenir un résultat de santé satisfaisant.

Voici, par ordre décroissant, la liste des antibiotiques utilisés:

les tétracyclines,

les macrolides,

les bétalactames

et enfin les nitroimidazoles.

Nous avons utilisé la rifampicine en combinaison, pour les patients présentant certaines co-infections.

Parallèlement aux traitements par antibiotiques, nous avons aussi donné des lysosomotropica, soit de l'hydroxychloroquin, ou de l'artemisia annua.

Résultats des traitements

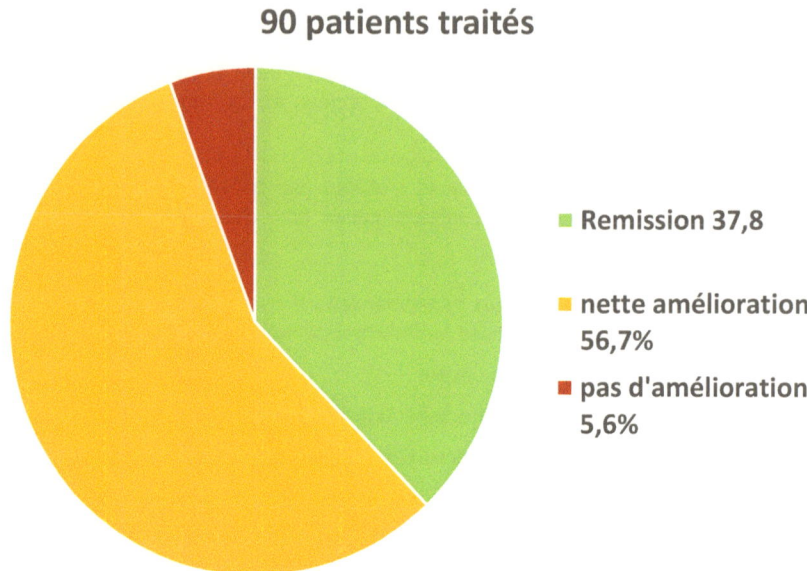

Figure 4: Résultats des traitements.

Presque 38 % des patients ont eu une rémission totale de leurs symptomes.
Plus de 56 % ont ressenti une nette amélioration de leur état,
seulement 5,6 % d'entre eux n'ont pas tiré profit de la thérapie.

Après quelques années de pratique dans notre cabinet médical, nous avons dû constater qu'un traitement   de longue haleine (de plusieurs semaines à plusieurs mois) était souvent nécessaire, avant d'obtenir une nette amélioration de l'état de santé du patient.

Ayant pour but d'être plus effectif dans nos thérapies et avec pour option le raccourcissement de la durée des cycles de traitement, nous avons alors engagé une stratégie de thérapies en combinant des antibiotiques différents.

Le résultat de notre étude montre que la borréliose peut devenir une infection chronique ou persistante. Cette constatation contrarie la théorie "post Lyme", qui veut que ces patients soient atteints d'un processus auto-immun. Notre étude montre aussi qu'un traitement de longue durée a été bénéfique aux patients.

Bibliographie

[1] Steere AC, Malawista SE, Snydman DR, et al (1977). "Lyme arthritis: an epidemic of oligoarticular arthritis in children and adults in three connecticut communities". Arthritis Rheum. 20 (1): 7–17 (1977).

[2] Hassler D, Phasengerechte Therapie der Lyme-Borreliose. Chemother J 15, 106-111 (2006)

[3] Wormser GP, Nadelman RB, Dattwyler RJ, et al. "Practice guidelines for the treatment of Lyme disease. The Infectious Diseases Society of America" Clin Infect Dis 31 (Suppl 1): 1-14 (2000).

[4] Cameron D, Gaito A, Narris N,et. al. ILADS Working Group "Evidence-based guidelines for the management of Lyme disease". Expert Rev Anti Infect Ther 2 (1 Suppl): S1-13 (2004).

[5] Stricker RB, Lautin A, Burrascano JJ. Lyme disease: point/counterpoint. Expert Rev Anti Infect Ther. 3(2), 155-65, (2005)

[6] Chmielewski T, Fiett J, Gniadkowski M, Tylewska-Wierzbanowska S. Improvement in the laboratory recognition of lyme borreliosis with the combination of culture and PCR methods. Mol Diagn. 7(3-4):155-62 (2003).

[7] Donta ST, Macrolide therapy of chronic Lyme Disease. Med Sci Monit. 9(11) 136-142 (2003)

[8] Fallon BA, Keilp JG, Corbera KM et al. A randomized, placebo-controlled trial of repeated IV antibiotic therapy for Lyme encephalopathy. Neurology 70(13):992-1003 (2008)

[9] Liu FC, Chen PY, Huang FL, Tsai CR, Lee CY, Lin CF. Do Serological Tests Provide Adequate Rapid Diagnosis of Mycoplasma pneumoniae Infection? Jpn J Infect Dis. 61(5):397-9 (2008).

[10] Tomaso H, Mooseder G, Dahouk SA, et al. Seroprevalence of anti-Yersinia antibodies in healthy Austrians. Eur J Epidemiol. 21(1):77-81 (2006).

[11] Paldanius M, Bloigu A, Leinonen M, Saikku P. Measurement of Chlamydia pneumoniae-specific immunoglobulin A (IgA) antibodies by the microimmunofluorescence (MIF) method: comparison of seven fluorescein-labeled anti-human IgA conjugates in an in-house MIF test using one commercial MIF and one enzyme immunoassay kit. Clin Diagn Lab Immunol. 10(1):8-12 (2003).

[12] Coulter P, Lema C, Flayhart D et al. Two-year evaluation of Borrelia burgdorferi culture and supplemental tests for definitive diagnosis of Lyme disease. J Clin Microbiol. 43(10):5080-4 (2005) Erratum in: J Clin Microbiol. 45(1):277 (2007).

[13] Mouritsen CL, Wittwer CT, Litwin CM et al. Polymerase chain reaction detection of Lyme disease: correlation with clinical manifestations and serologic responses. Am J Clin Pathol. 105(5):647-54 (1996).

[14] Demaerschalck I, Ben Messaoud A, De Kesel M et al. Simultaneous presence of different Borrelia burgdorferi genospecies in biological fluids of Lyme disease patients. J Clin Microbiol. 33(3):602-8 (1995).

[15] Liebling MR, Nishio MJ, Rodriguez A, Sigal LH, Jin T, Louie JS. The polymerase chain reaction for the detection of Borrelia burgdorferi in human body fluids. Arthritis Rheum. 36(5):665-75 (1993).

[16] Schnarr S, Jürgens- Saathoff B, Liebisch G et al. Optimierung einer PCR zum Nachweis von Borrelia burgdorferi sensu lato in Synovialflüssigkeit Z. Rheumatol. 57, 37 (1998)

[17] Donta ST, Tetracycline Therapy for Chronic Lyme Disease. Clin Infect Dis 1, 52-56 (1997)

[18] Liegner KB, Minocycline in Lyme disease. J. Am. Acad. Dermatol. 26, 263-264 (1992)

[19] Dattwyler RJ, Wormser GP, Rush TJ, et al. A comparison of two treatment regimens of ceftriaxone in late Lyme disease. Wien Klin Wochenschr. 117(11-12):393-7 (2005).

[20] Dattwyler RJ, Halperin JJ, Volkman DJ, Luft BJ. Treatment of late Lyme borreliosis--randomised comparison of ceftriaxone and penicillin. Lancet 1(8596):1191-4 (1988).

[21] Dattwyler RJ, Grunwaldt E, Luft BJ. Clarithromycin in treatment of early Lyme disease: a pilot study. Antimicrob Agents Chemother. 40(2):468-9 (1996).

[22] Brorson O, Brorson SH. An in vitro study of the susceptibility of mobile and cystic forms of Borrelia burgdorferi to metronidazole. APMIS. 107(6):566-76 (1999).

[23] Brorson O, Brorson SH. An in vitro study of the susceptibility of mobile and cystic forms of Borrelia burgdorferi to tinidazole. Int Microbiol. 7(2):139-42

(2004).

[24] Rolain JM, Colson P, Raoult D. Recycling of chloroquine and its hydroxyl analogue to face bacterial, fungal and viral infections in the 21st century. Int J Antimicrob Agents. 30(4):297-308 (2007)

[25] Brorson O, Brorson SH, An in vitro study ot the susceptibility of mobile and cystic forms of Borrelia burgdorferi to hydroxichloroquine. Int Microbiol 5(1) 25-31 (2002)

[26] Rödel R, Freyer A, Bittner T, Schäfer V, Hunfeld KP. In vitro activities of faropenem, ertapenem, imipenem and meropenem against Borrelia burgdorferi s.l. Int J Antimicrob Agents. 30(1):83-6. (2007)

[27] Freidank HM, Losch P, Vögele H et al. In Vitro Susceptibilities of Chlamydia pneumoniae Isolates from German Patients and Synergistic Activity of Antibiotic Combinations. Antimicrobial Agents and Chemotherapy, 43(7) 1808-1810, (1999)

[28] Cimmino MA, Accardo S. Long term treatment of chronic Lyme arthritis with benzathine penicillin. Ann Rheum Dis. 51(8):1007-8 (1992).

[29] Dever LL, Jorgensen JH, Barbour AG. In vitro activity of vancomycin against the spirochete Borrelia burgdorferi. Antimicrob Agents Chemother. 37(5):1115-21 (1993).

[30] Stricker RB. Counterpoint: long-term antibiotic therapy improves persistent symptoms associated with lyme disease. Clin Infect Dis. 45(2), 149-57 (2007).

[31] Ziska MH, Donta ST, Demarest FC, Physician preferences in the diagnosis and treatment of Lyme disease in the Unites States. Infection 24(2) 182-186 (1996)

[32] Maloy AL, Black RD, Segurola RJ Jr. Lyme disease complicated by the Jarisch-Herxheimer reaction. J Emerg Med. 16(3):437-8. (1998).

[33] Ljøstad U, Skogvoll E, Eikeland R et al. Oral doxycycline versus intravenous ceftriaxone for European Lyme neuroborreliosis: a multicentre, non-inferiority, double-blind, randomised trial. Lancet Neurol. 7(8):690-5. (2008) Erratum in: Lancet Neurol. 7(8):675 (2008).

[34] Bonnet JP, Abid L, Dabhar A, Lévy A, Soulier Y, Blangy S. Early biliary pseudolithiasis during ceftriaxone therapy for acute pyelonephritis in children: a prospective study in 34 children. Eur J Pediatr Surg. 10(6):368-71 (2000).

[35] Klempner MS, Hu LT, Evans J et al. Two controlled trials of antibiotic treatment in patients with persistent symptoms and a history of Lyme disease. N Engl J Med. 345(2):85-92 (2001).

[36] Feder H, Johnson B, Shapiro E et al. A Critical Appraisal of „Chronic Lyme Disease". N. Engl. J. Med. 357(14), 1422-1430 (2007), Correction 358 (10) 1084 (2008) v

[37] Hodzic E, Feng S, Holden K, Freet KJ, Barthold SW. Persistence of Borrelia burgdorferi following antibiotic treatment in mice. Antimicrob Agents Chemother. 52(5):1728-36 (2008).

[38] Yrjänäinen H, Hytönen J, Song XY, Oksi J, Hartiala K, Viljanen MK. Anti-tumor necrosis factor-alpha treatment activates Borrelia burgdorferi spirochetes 4 weeks after ceftriaxone treatment in C3H/He mice. J Infect Dis. 195(10):1489-96 (2007).

[39] Cameron DJ. Generalizability in two clinical trials of Lyme disease. Epidemiol Perspect Innov. 17;3:12 (2006).

[40] Bransfield R, Brand S, Sherr V. Treatment of patients with persistent symptoms and a history of Lyme disease. N Engl J Med. 345(19):1424-5 (2001)

[41] Donta ST Treatment of patients with persistent symptoms and a history of Lyme disease. N Engl J Med. 8;345(19):1424 (2001)

[42] Cairns V, Godwin J. Post-Lyme borreliosis syndrome: a meta-analysis of reported symptoms. Int J Epidemiol. 34(6):1340-5. (2005).

[43] 22. Auwaerter PG. Point: Antibiotic Therapy Is Not the Answer for Patients with Persisting Symptoms Attributable to Lyme Disease. Clinical Infectious Diseases. 45:2, 143-148 (2007)

[44] Corapi KM, Gupta S, Liang MH. Management of Lyme disease. Expert Rev Anti Infect Ther. 6(2):241-50 (2008).

[45] Phillips SE, Mattmann LH, Hulínská D, Moayad H. A proposal for the reliable culture of Borrelia burgdorferi from patients with chronic Lyme disease, even from those previously aggressively treated, Infection (1998), 26(6): 364-7

[46] Berghoff W. Klinische Symptomatik der Lyme-Borreliose (LB) und der Lyme-Neuroborreliose (LNB), „umwelt medizin gesellschaft" -22- 2/2009: 104-111

[47] Berghoff W. Chronische Lyme-Borreliose (Stadium III) mit Erregernachweis, Literaturübersicht. www.praxis-berghoff.de

[48] Hügli D, Gern L, Moosann Y, Erard P, Malinverni R. Prospective study on the incidence of infection by Borrelia burgdorferi after a tick bite in a highly endemic area in Switzerland. 10th International Conference on Lyme Borreliosis and other Tick-borne Diseases, Vienna 2005 (Abstr)

Disclaimer

La présente étude n'a pas été financé étrangère.

Toutes les images sont la propriété des œuvres originales des auteurs.

Adresse de contact:

Dr. med. Wolfgang Klemann

Internist, Hausarzt,

Leopoldstr. 17,

75172 Pforzheim,

www.dr-w-klemann.de